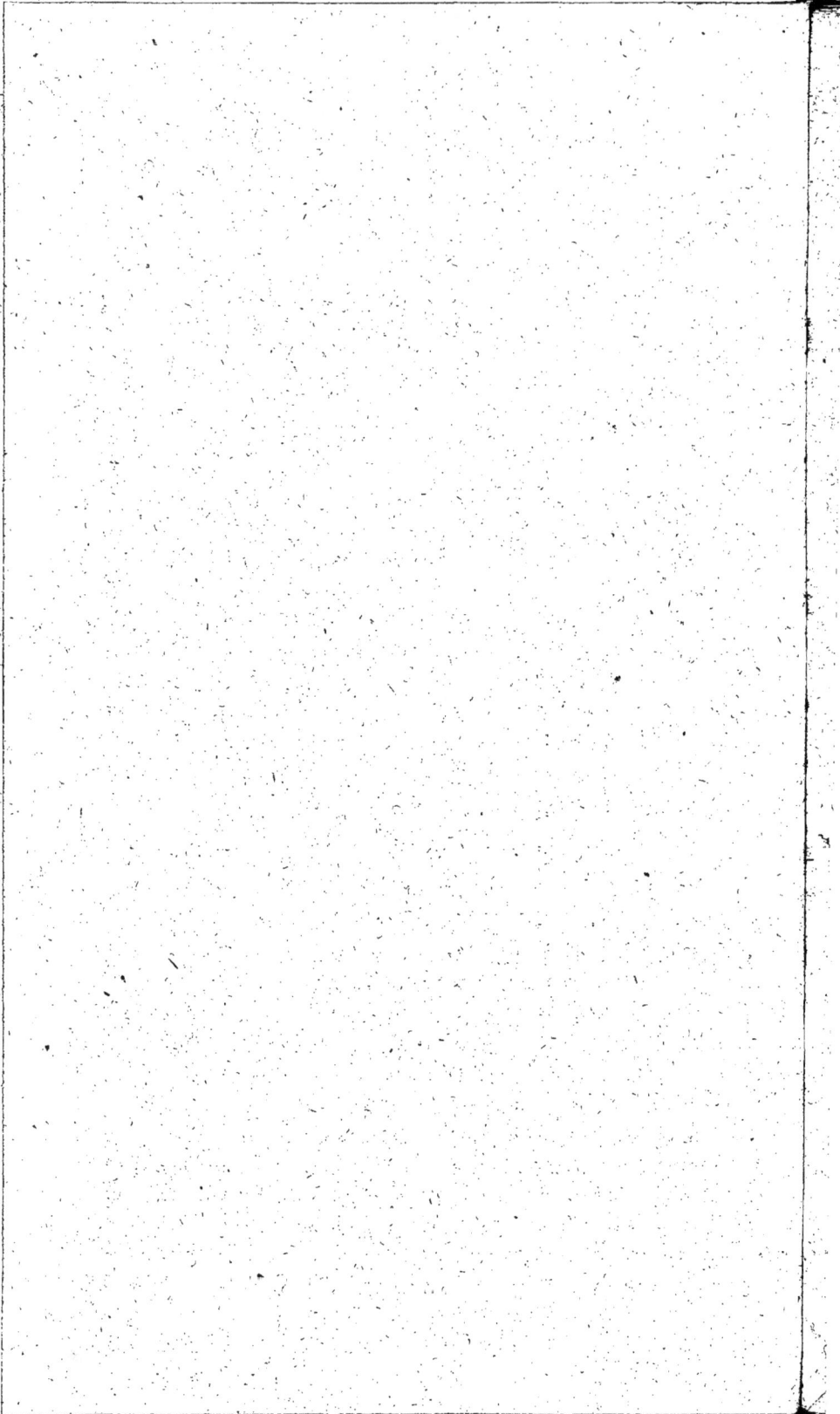

DISCOURS

Prononcés, en présence de l'Administration des Hospices civils de Rouen, par le citoyen Jean-Baptiste Vigné, Chirurgien interne de l'Hospice-Général.

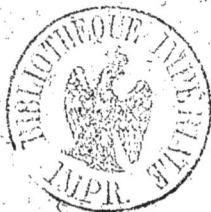

DISCOURS

PRONONCÉ, le 4 Brumaire, an huitième,
à l'ouverture d'un troisième Cours d'Anatomie,
à l'Hospice-Général de Rouen.

CITOYENS ADMINISTRATEURS,

PÉNÉTRÉ de la nouvelle faveur que vous daignez
m'accorder, je cherche en vain à vous en exprimer
ma reconnaissance; mais je sens augmenter, avec ma
dette, le désir de l'acquitter. Le petit nombre de mes
Camarades me mettant à portée de les cultiver plus
particuliérement, j'en conçois mieux le doux espoir
d'attirer sur eux et sur moi vos suffrages.

Permettez qu'après en avoir appellé de rechef à
votre indulgence, je leur expose mes réflexions sur
la science du corps humain, à bon droit regardée
comme la base de l'Art de guérir.

Chers Camarades, le but essentiel de l'Anatomie
est de remédier aux maux dont nous sommes sus-
ceptibles.

Quelle douce satisfaction pour l'ame honnête et
sensible de soulager son semblable! Que de plaisirs
on se prépare pour l'avenir, en recherchant des con-

naissances dont le résultat est la santé d'un malheu-
reux naguère étendu sur le lit de douleur, d'un père
adoré, d'un enfant chéri, de l'appui de la veuve et
de l'orphelin, d'un citoyen précieux à la Société par la
pureté de ses mœurs, la régularité de sa conduite,
la supériorité de ses talens; en tout recommandable,
en tout digne de sa tendresse et de sa vénération!
Quel triomphe d'arracher au trépas un tel homme qui,
sans doute, en serait exempt: *Nisi mortalis esset omnis
homo !* Quel avantage de rendre à qui l'a perdu le
premier des biens, celui sans lequel tous les autres
ne sont rien! et comment y parvenir sans la connaissance parfaite de la machine dont le soin doit vous
être confié?

Je conçois que, par un heureux hasard, on peut
réussir; mais, auprès de quelques légers succès,
combien de malheurs inévitables, et que de torts, ou
plutôt que de crimes n'a pas à se reprocher celui qu'une
coupable ignorance fait agir de la sorte, sans règles
et sans principes, conduisant avec sécurité sa victime
au tombeau?

Que cet exemple effrayant vous pénètre de la nécessité indispensable de vous livrer entièrement à l'é-
tude de l'Anatomie. Que le désir ardent de triompher
bientôt d'une infinité de maladies anime vos travaux,
et vous fasse vous oublier vous-mêmes, pour ne son-
ger qu'à servir utilement l'humanité.

Vous ne ferez point un pas dans la carrière qui ne

vous soit profitable , pas un effort que la bonté, que la sagesse de l'Administration n'encourage , pas de progrès que l'Art ne couronne. Que de sujets d'émulation! et quel espoir flatteur pour moi, qui n'ai d'autre ambition que celle de vous communiquer , avec les principes de l'Anatomie , l'intérêt que doit inspirer son objet!

Ne perdez pas un seul instant de vue l'importance et les difficultés de la tâche que vous aurez un jour à remplir. Dites-vous sans cesse : Si la vie de l'homme ne suffit pas pour l'étendue des connaissances qu'il nous faudrait acquérir, comment excuserions-nous, à nos propres yeux , la perte d'un temps dont nous devions être avares , et dont l'emploi scrupuleux est un bienfait envers l'humanité.

Dites-vous encore : Si nos Maîtres, si des hommes à jamais célèbres dans l'Art de guérir, reconnaissent s'être quelquefois trompés , quelle leçon pour nous ! De leur part quel aveu généreux , quel désintéressement (1)! Pourrions-nous, après cela, ne pas redoubler de courage et d'application ?

Le champ qui vous est ouvert , étroit au premier aspect , vous paraîtra d'autant plus vaste que vous l'aurez examiné davantage ; d'autant plus riche que

____

(1) Hippocrate, *de morbis vulgaribus* , Lib. 5.
Ouvrage posthume de J. L. Petit , Tome 2 , page 325 et suiv.

vous aurez observé plus soigneusement les rapports et la structure des objets qu'il renferme ; d'autant plus essentiel à connaître que vous vous serez convaincus par vous-mêmes de l'utilité de vos travaux.

Vous verrez combien est dangereuse une étude superficielle de l'Anatomie, dans quels écarts elle peut entraîner, et vous appliquerez alors cet axiome : *Non crimen Artis si quod Professoris est*, à celui qui rejette sur l'insuffisance de l'Art les fautes d'une orgueilleuse impéritie.

Vous apprendrez encore à distinguer le vrai talent, à l'honorer, à le chérir, à couvrir d'un voile impénétrable des erreurs dont la sensibilité, la timidité trop souvent sont la cause ; et vous saurez défendre contre ses ennemis le Praticien que l'on insulte, quand on devrait le plaindre et l'excuser.

Hippocrate, pour être une fois tombé dans l'erreur, en sondant une plaie de la tête, en est-il moins la gloire et le flambeau de la Médecine ?

Vesale, pour s'être trompé sur les signes de la mort, en était-il moins le premier Anatomiste de son siècle ?

Petit, pour n'avoir pas prévu la disparition subite d'une hernie qu'il était prêt d'opérer, en est-il moins, après Ambroise Paré, l'un des Promoteurs de la Chirurgie ?

Il est bien d'autres exemples de cette nature qui

n'eussent jamais altéré la réputation de leurs Auteurs , s'ils n'avaient eu pour Juges que la raison , le mérite et l'impartialité.

Considérez maintenant le prix du travail, et que tous vos efforts se réunissent pour vous mériter une part égale à la bienveillance de l'Administration, et me procurer le plaisir de voir décorer vos fronts d'un seul laurier. Le même objet vous rassemble, qu'un même zèle vous excite ; que l'union, que l'amitié vous portent à vous donner des secours mutuels ; et , loin de regarder comme une victoire pour vous la défaite d'un des vôtres, hâtez - vous de le relever, et suppléez à sa faiblesse de tout votre pouvoir, car c'est ainsi que l'on contracte cette bonté de cœur, cette aménité qu'il importe beaucoup d'associer aux talents précieux après lesquels vous aspirez.

Voyez cet Opérateur mille et mille fois respectable... Comme il s'avance avec le sourire de la paix vers son malade qui l'appelle et craint sa présence, comme il dérobe soigneusement à ses yeux l'appareil de son supplice, comme il verse dans son cœur le baume salutaire de l'espérance, en un mot, comme il le fortifie par la certitude d'être bientôt guéri, contre la douleur qu'il va lui causer.

Quelle promptitude ensuite et quelle délicatesse dans l'opération ! Au milieu des coups qu'il est contraint de porter, quelle douceur il oppose aux plaintes amères du malade auquel il rend deux fois la vie !

Qui ne serait jaloux de suivre un pareil modèle ! et qui de nous, Chers camarades, en versant des pleurs sur ses dépouilles mortelles, ne s'écrieroit : *Que les Hommes se félicitent de ce qu'un d'entr'eux a fait tant d'honneur et tant de bien à l'humanité* (1) !

Mes vœux seront donc accomplis, si, d'un côté, je vois se maintenir entre vous cette intimité, cet accord auxquels sont en quelque sorte attachés vos progrès, si, de l'autre, j'ai le bonheur de les voir couronner par la main qui protège et soutient l'indigence.

Pour faciliter votre avancement, je me propose de vous interroger une fois par décade sur les objets dont nous nous serons occupés.

J'ouvrirai ce Cours par l'Ostéologie, quoique nous en ayions fait l'hiver dernier notre étude particulière. Vous sentirez les avantages de cette répétition dans l'examen progressif des autres divisions de l'Anatomie.

Puissiez-vous, par tous les moyens que je viens de vous indiquer, puissiez-vous remplir les vues d'une Administration bienfaisante !

Qu'aurois-je alors à désirer, citoyens Administrateurs, et quelle récompense plus digne de mes soins et de mon affection pour mes Camarades que votre estime et leurs succès ?

---

(1) Cette Inscription se lit sur la tombe de Newton.

DISCOURS

PRONONCÉ avant l'examen sur les trois premières parties de l'Anatomie, le 22 Ventose, an huitième, à l'Hospice-Général de Rouen.

CITOYENS ADMINISTRATEURS,

APPELLÉ de rechef à l'instruction de mes Camarades par mon attachement pour eux et le souvenir de vos bienfaits, j'ai cru ne devoir épargner ni temps, ni veilles, ni soins pour mériter vos suffrages et leur affection. Combien n'aurois-je pas à m'applaudir d'atteindre au premier but, et de leur prouver, par mon exemple, que la reconnaissance est le bonheur le plus pur !

Je remets à votre indulgence, dont j'ai déjà tant de preuves, le jugement qui vous reste à porter de nos efforts, et me repose sur celle de nos Maîtres du soin d'en estimer favorablement les résultats. Si nous avons fait quelques progrès, en les encourageant, ils honoreront votre ouvrage, et ce nouvel aiguillon et votre assentiment nous aideront à vaincre d'autres difficultés ; *Præmium nutrit Artes.*

Il est vrai que l'Art de guérir offre par lui-même
trop de sujets de consolation et de plaisir, pour qu'il
faille encore être excité, sous d'autres rapports, à la
recherche des moyens qui le constituent : mais oserait-
on nous faire un crime de nous laisser entraîner dans
nos travaux par l'espoir qu'ils vous seront agréables ?

Permettez, Citoyens, que sensiblement touché de
vos bontés pour moi, je les publie, puisqu'après l'hom-
mage de mes dispositions toujours les mêmes envers
vous, après mon amour constant pour le travail, c'est
la façon la plus glorieuse et la plus sûre de m'acquitter.

Que de fois en secret, au milieu de mes prépara-
tions, que de fois, j'ai répété ce beau Vers d'Horace :

Sublimi feriam sidera vertice (1).

Ma tête s'élevera jusqu'aux Cieux, si je puis un
jour vous paraître digne de cette généreuse sollicitude.

Tels sont les sentimens qu'avec le goût de la science
de l'homme, j'ai pris à cœur d'inspirer à mes Camarades.

J'ai fait, l'année dernière, l'Histoire abrégée de l'A-
natomie ; j'ai cité la plupart des grands Hommes qui
se sont couverts de gloire dans cette noble carrière ;
l'avantage qu'en ont tiré ces Peintres célèbres rivaux
de la nature, et les ressources qu'elle offrit à ses amis,

_____

(1) Ode I.

tantôt les conduisant à la fortune, tantôt les dérobant à la mort.

J'ai fixé votre attention sur notre édifice osseux, entier d'abord, ensuite désassemblé, puis réarticulé et revêtu de toutes ses dépendances, enfin jouissant de tous les priviléges d'une nouvelle existence.

J'ai commencé ce Cours par exposer le bonheur de remplir les devoirs que prescrit l'humanité, vertu qui tient lieu de toutes les autres, et qui peut seule étendre la sphere de nos douces affections. 2°. Toute l'utilité d'un travail qui mene à la guérison d'une infinité de maladies, et le respect que l'on doit à l'expérience étayée d'une profonde érudition.

Voyons maintenant ce que l'on peut tirer de la connaissance des trois premieres branches de l'Anatomie.

La premiere nous enseigne que les parties les plus solides du corps humain sont, ici, composées de lames étroitement unies ; là, de l'épanouissement de ces mêmes lames, et dans certains endroits de leur séparation en fibrilles dont l'entrelassement forme un réseau merveilleux (1).

Cet arrangement a fait établir dans nos os trois sortes de substances, dont les élémens néanmoins sont les mêmes, je veux dire qu'elles sont toutes composées de phosphate calcaire, de fer en très-petite

_____

(1) Tom. I de l'Ost. de Bertin.

quantité , et d'un gluten lui-même formé d'eau, d'huile et d'air (1).

2°. Que ces pièces sont diversement configurées , eu égard à leurs différens usages , et qu'il n'en est pas une seule , du sommet de la tête à l'extrémité des doigts , qui ne sollicite de nous un regard attentif.

3°. Qu'elles sont articulées , les unes avec la faculté de se mouvoir , les autres de manière à rester toujours immobiles.

4°. Qu'il entre dans leurs interstices des membranes cellulaires et des vaisseaux de tout genre dont les uns déposent là , comme par-tout ailleurs , le fluide réparateur dont le superflu , repompé par les autres , retourne dans le torrent de la circulation (2).

Il est donc évident que nos os , indépendamment de leurs maladies particulières , en ont encore de communes avec les parties molles.

Comment, sans le secours de l'Ostéologie, parvenir à traiter sûrement ces mêmes accidens? A quels signes reconnaîtra-t-on si tel os est sain ou s'il est altéré , s'il est ou non affecté d'exostose, de gonflement , de luxation, etc. si l'on ne connaît sa couleur , sa figure , son volume et ses rapports avec les os voisins?

_____

(1) *Elementa Physiol. Albert.* V. Haller , *Sect. prima.*
(2) *Aphor. Boerrh. de Morbis ossium.*

Sur quoi fondera-t-on son pronostic dans une affection particulière des os de la tête, de la poitrine et du bassin, si l'on n'observe d'abord qu'ils sont le siége et des moyens d'entretenir l'existence et des moyens de la donner? En second lieu, que la plupart sont d'une contexture délicate, facile à intéresser, et qui ne recouvre qu'avec peine sa première intégrité.

Comment juger que tel ou tel déplacement est moins fâcheux que tel autre, si l'on ne sait combien sont simples les diarthroses vagues? Combien, au contraire, sont composées toutes les articulations par ginglyme dont les ligamens sont aussi plus nombreux et plus forts (1)!

Comment reconnaître les maladies des sinus frontaux, sphenoïdaux, maxillaires, et comment en estimer le danger, si l'on ignore leur communication avec les fosses nasales, démontrée par Schneider, la ténuité de leurs parois, la finesse et la sensibilité de la membrane qui les tapisse?

Comment opérer la fistule lacrymale avec cette dextérité dont je n'oserais ici vous citer le modèle, si l'on n'a souvent consulté la direction, la situation, la conformation du canal nasal? Et quelle raison de préférer à la méthode d'Anel, de Méjan, de la Forêt et

---

(1) Winslow, Traité des Os frais.

autres Opérateurs, le procédé de J. L. Petit, si l'on n'est convaincu de sa supériorité par l'observation ? C'est encore d'après elle que nous redoutons l'action d'un corps piquant contre la paroi supérieure de l'orbite et celle des fosses occipitales inférieures, si minces que l'origine des nerfs, le principe de toutes nos sensations, pour l'ordinaire étant atteints du coup funeste, pour l'ordinaire on cesse d'être au même instant.

Au milieu de l'espace que décrit l'oval supérieur de la tête, on reconnaît la possibilité de répéter l'application du trépan autant de fois qu'il en est fait mention dans plusieurs Ouvrages (1).

Nous croirons que l'on peut, dans certains cas, trépaner impunément sur les sutures et sur les angles inférieurs et antérieurs des pariétaux, puisqu'il est démontré que ces mêmes parties ne peuvent être gravement offensées, que la dure-mère, et par conséquent les vaisseaux qui rampent à sa surface, ne soient détachés du crâne (2), mais sans diminuer des égards que l'on doit aux conseils de Sharp et de Bertrandi, qui recommandent sur ce fait la plus grande sévérité.

---

(1) Précis d'observat. par Quesnay, page 25 du II Tome des Mém. de l'Acad. de Chir.

Traité élément. des Opér. de Chir. par le citoyen Lassus, Tom. II, pag. 229, etc. etc.

(2) Note Delafaye, pag. 513 du Cours d'Opér. par Dionis.

Si l'on nous consultait sur une carie de l'intérieur de l'oreille, rappellons-nous les heureuses tentatives que fit Leschevin en pareille circonstance ; mettons-les en usage , et perpétuons ainsi , dans le cœur des gens de bien, la mémoire d'un homme non moins distingué par ses lumières , que par son généreux désintéressement à les communiquer (1).

En visitant cette double rangée de petits os étroitement implantés dans leurs alvéoles , que de choses ne nous représentons-nous pas tout ensemble !

Faits pour domter les alimens , et les réduire en un corps presqu'incapable de résistance , ils épargnent à l'estomac le travail d'une digestion pénible , et préparent la formation d'un bon chyle , opérée particuliérement , et sans effort , par la salive , la bile et le suc pancréatique.

C'est prouver assez leur importance , la nécessité de les bien connaître , et les services multipliés que rend à la société le Dentiste qui , dans sa Profession, épuise tout ce que l'on peut imaginer d'adresse et d'intelligence.

Je paierais le même tribut aux Mauriceau , Levret , Smellie et Baudelocque , généralement consultés dans l'Art des Accouchemens , si l'on pouvait ajouter à leur réputation.

---

(1) Voyez son Mémoire sur les Maladies de l'oreille.

Comment parvenir jusqu'aux limites qu'ils nous ont tracées , sans la connaissance intime des os du bassin , et si l'on n'est instruit des jeux de la nature et des formes diverses que chez les femmes elle donne à cet ensemble , libérale envers les unes , marâtre inique envers les autres ?

Vous savez , chers Camarades , ce qu'il faut penser avec nos Auteurs modernes sur l'écartement des os du bassin , qu'ils regardent comme un accident , en cela bien contraires au sentiment d'Hippocrate , Avicenne, Aetius , Amb. Paré , Riolan , etc. et comme un accident qui ne diffère en rien des diastases raphique, harmonique , synchondrotique , syndesmosique et synosteochondrique.

Je suis contraint de laisser sur le Chapitre des Maladies des os une infinité de choses à désirer , ne pouvant employer , Citoyens , qu'une part du temps que vous daignez nous accorder.

Je passe aux organes du mouvement , sur lesquels on ne saurait trop s'étendre , et dont je me bornerai néanmoins à n'observer que quelques-uns des principaux phénomènes.

,, L'effort d'extension que font dans la station les ,, vertèbres du dos et des lombes , sollicite à se con- ,, tracter les muscles sacrolombaire et longdorsal , ,, de concert avec les fessiers , les jumeaux et le ,, soleaire dans lesquels réside principalement la force ,, qui nous soutient debout et en marchant.

,, Pour

« Pour la perfection du marcher, il est nécessaire
» que les articulations des os du bassin et des extré-
» mités inférieures se fléchissent, avec une succession
» uniforme de gradations soutenues (1) «.

Ne voyez-vous pas alors employés à cette fonction
les psoas, iliaques, pectinés, les trois adducteurs,
les couturiers, grêles internes, demi-tendineux, demi-
membraneux, biceps, jambiers antérieurs, petits
péroniers, auxquels on pourrait ajouter les extenseurs
des orteils qui fléchissent aussi dans certaines circons-
tances le pied sur la jambe?

» Dans le saut, nos extrémités inférieures se flé-
» chissent, et bientôt après se redressent, en s'appuyant
» fortement sur le terrein au-dessus duquel elles s'é-
» lèvent à plus ou moins de distance «. Cette action
paraît dépendre des muscles droits antérieurs et
triceps cruraux, aidés de la contraction des grands et
petits ronds, coracobrachiaux, deltoides, sur et sous
épineux, qui relèvent les bras et les soutiennent dans
cette attitude pour les faire servir de balanciers à la
machine.

L'introduction des alimens entre les arcades dentai-
res, exige la contraction simultanée des digastriques
et peauciers.

___

(1) Nouvelle Méchanique de l'homme et des Animaux, par
le citoyen Barthez.

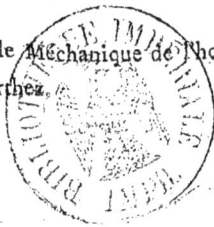

B

Le broiement ne peut se faire que par le jeu des muscles temporaux, masseters et pterigoïdiens, tant internes qu'externes, dont la force est incroyable quand elle est réunie.

Viennent encore à l'aide de cette dernière opération, la langue, les buccinateurs et autres muscles des levres propres à soumettre à une nouvelle trituration les portions d'alimens qui s'y étaient soustraites.

Vous voyez dans la déglutition comment la glotte se resserre pour intercepter toute communication vers la trachée artère, comment la bouche se ferme pour favoriser l'élévation du larynx, comment le voile mobile du palais s'étend et se renverse pour servir de rempart aux arrières narines, comment enfin le bolus alimentaire est reçu dans le pharinx et delà poussé dans l'œsophage.

Que de muscles concourent à cet effet, et qu'il est inutile de vous citer, chacun d'eux vous ayant été présenté, comme tout ce qui tient aux parties de la myologie les plus délicates, avec toute l'attention que me semble comporter une science de fait.

Qui ne serait flatté de connaître les divers interprètes des passions qui nous gouvernent, et de pouvoir distinguer dans nos traits les choses mêmes que nous croyons le plus profondément cachées dans nos cœurs ?

Quoi de plus beau que l'appareil musculaire, destiné à la voix, à la parole, et comment, sans l'avoir vu,

comprendre les effets surprenans qui doivent en ré-
sulter, puisque c'est de l'agilité des puissances qui
servent à mouvoir le thorax, la glotte et le palais
mobile que dépendent en grande partie les sons har-
monieux, purs et distincts!

Je tairais à regret l'usage enchanteur que trop peu
de personnes savent faire de leurs mains habiles à se
rendre familiers les instrumens les plus difficiles,
à nous en faire goûter tous les charmes, à nous
pénétrer tour-à-tour de tristesse et de joie, de courage
et de crainte, d'amour et de haine, en un mot,
à nous transmettre l'esprit de leurs concerts, magné-
tisme l'un des plus puissants qui soit dans la nature.

C'en est assez pour donner une idée du mouvement
musculaire dont la cause primitive est encore un
problême à résoudre, et que Menenius a montré
d'une manière si palpable être requis à l'entretien
de la santé (1).

Nous apprenons avec David, dont le nom seul fait
honneur à la Chirurgie, combien dans les maladies
vénériennes est efficace le mouvement musculaire,
combiné avec les remèdes mercuriels; combien dirigé
prudemment dans les fractures voisines des articulations, et dans les articulations mêmes, il réussit à
prévenir l'ankylose; combien enfin l'usage en est

---

(1) La Fontaine, Livre III, Fable II.

précieux dans les maladies scrophuleuses, contre la goutte et les douleurs rhumatismales, auxquels sont exposés plus particuliérement les habitans des lieux humides, les gens de lettres et les personnes qui vivent dans la mollesse et dans l'oisiveté (1).

Je ne vous rappellerai point, chers Camarades, tous les systêmes qu'a fait naître la structure de la fibre contractile, jusqu'ici non moins obscure que la cause de son irritabilité. Mais toute obscure qu'elle soit, l'irritabilité n'est pas moins une des vérités le plus généralement reçues, et se reporte aux premiers principes dont la démonstration ne peut être légitimement réclamée.

Je crois, au surplus, ne pouvoir assez vous répéter que la force des muscles est en raison de la quantité

---

(1) Dissertation sur les effets du mouvement et du repos dans les Maladies chirurgicales.

Ceci se rapporte à la Médecine gymnastique dont Hérodicus fut l'inventeur.

. L'observation suivante trouve encore ici sa place.

Ce n'est pas à l'homme seulement que l'exercice est bon, tous les animaux en ont besoin sans excepter ceux mêmes qui sont les plus lents et les plus endormis de leur nature, tels que les limaçons et les loirs ; il n'est pas jusqu'aux végétaux, qui puissent se passer absolument d'exercice. Cet exercice consiste dans l'agitation que le vent donne à leurs branches et à leurs feuilles, agitation qui empêche la sève de se rallentir de ces mêmes fibres (1), ainsi qu'il est aisé de s'en convaincre dans la réduction des luxations et fractures du fémur et de l'humérus.

En appliquant à nos organes moteurs la théorie des leviers, l'on est surpris d'abord que l'Auteur de la nature ait adopté constamment le moins commode, celui dans lequel la puissance a le plus à faire pour vaincre la résistance, mais bientôt on est conduit à louer, dans cette disposition même, la sublime harmonie qu'elle établit dans nos mouvemens auxquels elle donne, et plus de promptitude et plus de précision, en conservant à toutes nos parties leurs formes premières.

Conviendrait-il de quitter ce sujet sans avoir dit un seul mot des méthodes consacrées à son enseignement ?

Galien a classé les muscles d'après leur situation respective. Cette méthode fleurira toujours avec Albinus, Vicq-Dazir et le citoyen Sabbattier, avec les traités des citoyens Gavard et Boyer, où regne la plus grande exactitude.

---

dans son cours, et qui l'aide à circuler. La plus basse violette, comme le plus haut chêne, aime cette agitation des vents, pag. 25 et 26 de la Thèse imprimée à la fin du IIe Tom. de l'Orthopédie, par Andry.

(1) Alph. Borelli, *de motu animalium*, *Opus posthumum*, pag. 210.

Vesale divisa les muscles d'après leurs usages , autre méthode durable autant que le génie de Winslow ,
qui l'a perfectionnée.

Il en est encore une troisième dont il ne m'appar-
tient pas de juger le mérite , mais que je crois très-
propre à faciliter l'intelligence des muscles. C'est celle
qu'ont en quelque sorte créé les citoyens Chaus-
sier et Dumas , en les désignant d'après leurs atta-
ches.

Nos muscles abondent en vaisseaux sanguins , ar-
tériels et veineux.

J'observerai , en passant , que Hales a vu , dans les
extrémités de ces artères , quelques particularités re-
marquables.

Je me trouve conduit insensiblement à la descrip-
tion de ces mêmes vaisseaux , qui , par un mouvement
continu , charrient nos humeurs vitales.

La nature a fait les artères rondes , et leur a donné
des fibres contractiles , situées derrière la première
enveloppe que leur fournit le tissu cellulaire , et de
laquelle elles empruntent leur épaisseur , leur dureté ,
leur force , leur blancheur et leur élasticité.

Leur dernière tunique , lisse et tendre , continue à
la membrane interne du cœur , et semblable à elle ,
présente au sang qui l'arrose une face tout-à-fait
uniforme , et sans valvules.

Les artères ont leurs artérioles et leurs vénules, que l'on appelle en latin, *vasa vasorum* ; elles ont aussi leurs petits nerfs.

On croirait les artères droites ; elles sont cependant flexueuses, sans en excepter celles des membres dont on ne soupçonnerait pas la courbure. Les artères coronaires des lèvres font une infinité de contours. Autrement, pourraient-elles s'allonger et se raccourcir, comme il en est besoin dans les mouvemens des lèvres lorsque nous bâillons, ou lorsque nous fermons la bouche en sifflant, en suçant, etc.

De même, dans la grossesse, les artères de l'utérus se prêtent à l'extension qu'elles éprouvent ; et de plissées qu'elles étaient, se déploient et se redressent prodigieusement.

Quant à la terminaison des artères, il est aujourd'hui bien démontré qu'elle se fait directement dans les veines, canaux cylindriques comme elles, ayant avec elles encore cela de commun, que les lumières réunies de deux rameaux soient plus amples que la lumière du tronc, comme elles vaisseaux exhalans, et non pas (selon l'ancienne théorie) vaisseaux absorbans, cette dernière fonction étant exclusivement rendue, par l'illustre Mascagny, aux vaisseaux lymphatiques (1).

---

(1) *Vasorum lymphaticorum corporis humani Historia*, *Auctore Paulo Mascagny*.

Mais les artères et les veines diffèrent en cela que les premières ne laissent point appercevoir, à travers leurs membranes, le sang fleuri qu'elles contiennent. 2°. Qu'elles ont un mouvement pulsatil que les veines en général ne manifestent qu'à leur embouchure dans les oreillettes. 3°. Qu'elles portent, dans toute la machine, le fluide qu'elles ont reçu du cœur.

Les veines, au contraire, le rapportent à cet organe. Elles ont leurs parois plus minces, bleuâtres, leurs cavités interrompues par des valvules dont Jean-Baptiste Cananus a le premier annoncé l'existence.

Il n'y a, dans le corps humain, aucun vaisseau sanguin qui ne communique avec les vaisseaux voisins, par de nombreuses anastomoses. Galien les a bien apperçues, et nous devons nous étonner qu'il n'ait pas, en faveur de la circulation, tiré, de cette nouvelle connaissance, les inductions qui semblent en découler naturellement.

Il n'est aucune partie du corps qui soit dépourvue d'artères et de veines, quoique l'on n'ait encore pu les démontrer dans la membrane arachnoïde, dans la moelle épinière, dans l'épiderme, etc.

La raison en est que ces vaisseaux, trop petits pour admettre plusieurs files de globules dont la réunion donne au sang sa couleur rouge, nous deviennent nécessairement imperceptibles.

J'ai dit que les parois des veines étaient plus min-
tes que celles des artères ; mais, en revanche, leur
tissu permet au fluide de les distendre plus qu'il ne
distendrait les artères sans danger de rupture. Aussi
les varices sont-elles plus fréquentes que les tumeurs
anévrismales.

La dernière division des artères se perd dans l'in-
fini. Le vaisseau le moins sensible aux yeux, est un
tronc considérable par rapport à d'autres artérioles
échappées aux merveilleuses injections de Ruisch
guidé dans ses premiers travaux par les expérien-
ces de Graaf et de Swammerdam.

Cependant ces mêmes vaisseaux résistent à l'im-
pétuosité du sang dans les fièvres les plus ardentes.
Il est vrai que leur épaisseur proportionnellement
est beaucoup plus grande que celle des artères les
plus grosses.

La ténuité des veines a fait croire aux Anciens
qu'elles n'étaient formées que d'une seule membrane ;
mais on s'est convaincu, par des recherches ultérieu-
res, qu'elles sont composées au moins de deux tuni-
ques, une externe parsemée de petits vaisseaux sanguins et lymphatiques, une interne enduite d'une
mucosité légère qui lui a fait donner le nom de tunique veloutée. Entre ces deux membranes sont situées, dans les gros troncs seulement, des fibres
musculaires qui leur communiquent la qualité pulsa-
toire.

La nature se joue singulièrement dans l'origine, la marche et la distribution des artères ; mais en changeant de route, a dit Sénac, elle va toujours au même but.

Cette inconstance embarrasse sur-tout l'Opérateur vraiment Anatomiste, qui ne peut éviter les inconvéniens de la position insolite d'un tronc artériel, ouvert contre son attente.

La membrane externe des artères, pouvant être excessivement étendue, il ne faut point chercher ailleurs la cause trop fréquente de l'anévrisme vrai.

Jean - Férapi Dufieu cite une tumeur de cette nature, formée par une distension de la crosse de l'aorte, ayant six pouces de large sur un pied de circonférence (1).

Cette maladie ne pouvait se terminer que par la mort ; aussi le malade a-t-il succombé.

Ambroise Paré fait mention d'une dilatation de l'artère pulmonaire à sa sortie du ventricule droit, telle que l'on y pouvait introduire le poing. Le malade imprudent mourut tout-à-coup de la rupture de ce sac anévrismal en jouant à la paume, ce qui prouve combien, dans ces malheureuses affections, le mouvement peut être funeste, combien le repos est salutaire.

_____

(1) P. 320 de sa Physiologie.

Je vais, chers Camarades, vous rapporter encore un exemple de l'anévrisme vrai, pour vous prémunir contre le danger d'un examen superficiel. Une tumeur sur l'épaule fut prise pour un abcès, c'étoit un anévrisme, l'on en fit l'ouverture, et bientôt le malade périt victime de cette fatale erreur (1).

On ne peut employer, dans les anévrismes intérieurs, que des palliatifs ; ceux des extrémités exigent l'opération, qui consiste principalement à lier l'artère au - dessus et au - dessous de la maladie. De cette ligature résulte une métamorphose absolue de la portion artérielle étranglée, en une substance semblable au canal artériel et aux vaisseaux ombilicaux, quelque-temps après la naissance.

Admirons alors les ressources de la nature, qui supplée, par de nombreuses communications des vaisseaux, à la perte qu'elle vient de faire.

Rappellons-nous les anastomoses des artères supérieures et inférieures de l'articulation du genou, de ces dernières avec le rameau recurrent de la tibiale antérieure, et des articulaires supérieures avec la circonflexe externe, fournie par la crurale profonde ;

Et par rapport à l'anévrisme au pli du bras, la communication des branches collatérales, interne et

---

(1) Amb. Paré, Liv. 7 des Tumeurs en général, p. 285.

externe de l'artère brachiale, avec les rameaux re-
currens des artères radiale et cubitale.

Nous lisons, dans l'Angeiologie du citoyen Sabbattier, plusieurs anecdotes qui ne nous laissent aucun
doute sur la possibilité de lier également l'une des
carotides primitives, avec l'espoir de sauver le malade, à la faveur des anastomoses des deux carotides externes, et de la communication des carotides
internes, avec les artères vertébrales.

Je pourrais vous entretenir plus amplement de l'a-
névrisme par dilatation, et sans sortir de mon sujet à la rigueur, traiter encore de l'anévrisme va-
riqueux, espèce toute particulière ; de l'anévrisme
faux, et de ses différences en primitif, en consécu-
tif et capsulaire ou enkysté de Foubert. Mais l'heure
s'écoule, et vous m'enviez, chers Camarades, l'honneur de partager les regards de nos Supérieurs, dont
la bienveillance est, à juste titre, l'objet de nos dé-
sirs.

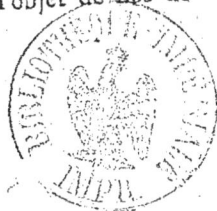

A Rouen, De l'Imprimerie de P. SEYER et BEHOURT,
Impr. de l'Administration municipale, rue du Petit-Puits.

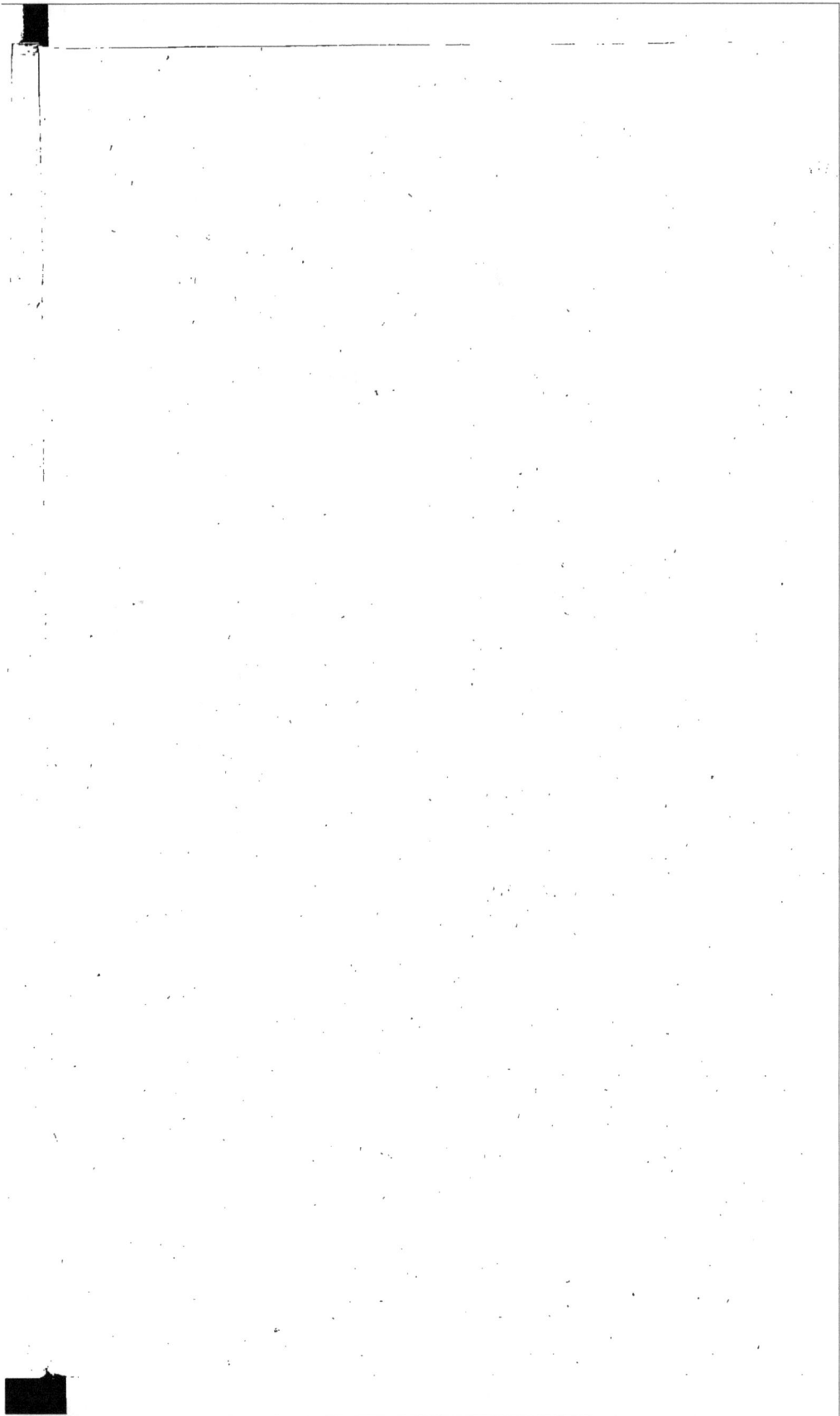

www.ingramcontent.com/pod-product-compliance
Lightning Source LLC
Chambersburg PA
CBHW060505200326
41520CB00017B/4910